Mein Träume-Wunsch-Buch

Für ein fantasievolles Abendritual mit liebevollen Gesprächen und magischen Träumen

Schön, dass du dich für dieses wundervolle Taschenbuch entschieden hast.

Motiviere dein Kind ins Land der Träume abzutauchen und sorge für einen tollen Austausch zwischen euch.

Trotz aller Mühe klappt es manchmal doch nicht so gut mit dem Einschlafen?

Ab Seite 123 gibt dir die Kindertherapeutin Nathalie Ries hilfreiche Einschlaftipps, die du sofort ausprobieren kannst.

Inhalt

So funktioniert's:

Jeden Abend blätterst du eine neue Träume-Seite auf. Dann liest du deinem Kind drei überraschende Träume vor und lässt es selbst entscheiden, welchen es in der kommenden Nacht träumen möchte. Gemeinsam kreuzt ihr einen oder gleich mehrere Wunsch-Träume an.

... und am nächsten Morgen nicht vergessen zu fragen, ob der Wunsch-Traum wirklich in Erfüllung gegangen ist.

♡

Heute träume ich ...

... von meinem Lieblingskuscheltier, das alleine baden geht und das ganze Badezimmer nass spritzt.

... von meinem Papa, der zur Arbeit muss und seine Hose nirgendwo findet.

... von einem roten Drachen, der immer pupsen muss, wenn er Feuer spucken will.

Heute träume ich ...

... von einem Ausflug in den Zoo, bei dem ein Affe aus dem Gehege ausbricht und meine Banane auffrisst. ◯

... dass Mama und Papa mir sechs Kugeln Eis kaufen und ich alles auf einmal essen darf. ◯

... von einer Baumhütte, in der ich mit einem Igel und einer Eule übernachte. ◯

Heute träume ich ...

... von einem hohen Blätterhaufen, in dem zwei Käfer wohnen, die sich Witze erzählen. ◯

... von einem Katzenbaby, das über unser Sofa hüpft und mit unseren Kissen spielt. ◯

... von einem goldenen Ritter, der auf einem Einhorn durch mein Zimmer reitet und dabei ganz laut singt. ◯

Heute träume ich ...

... dass ich auf einer lila Wolke durch die Luft fliege und vom Himmel aus unser Haus beobachte. ○

... von einer großen Schatztruhe, die ich mit einem goldenen Schlüssel öffne und dann ganz viele Goldmünzen finde. ○

... dass ich Ballett tanze und dabei ein wunderschönes Glitzerkleid anhabe. ○

Heute träume ich ...

... von zwei Regenwürmern, die in der Erde ein Wettrennen machen und von einem Maulwurf angefeuert werden.

... dass ich mit Mama auf einem riesigen Regenbogen sitze und wir zusammen ganz schnell runterrutschen.

... von einem Hoppelhasen, der bei uns an der Tür klingelt und nach einer Möhre fragt.

Heute träume ich ...

... dass Papa mich mit einem großen Feuerwehrauto vom Kindergarten abholt und ich die Sirene anmachen darf. ○

... von einem Löwen, der mit seinen Freunden zu uns zum Abendessen kommt. ○

... dass ich ganz stark bin und unseren Kühlschrank in mein Zimmer trage, damit ich nachts Pudding essen kann. ○

Heute träume ich ...

... von kleinen Glühwürmchen, die nachts in mein Zimmer kommen und einen Tanz aufführen. ○

... dass ich mit Oma und Opa in eine riesige Matschpfütze springe und wir alle voller Schlamm sind. ○

... dass Mama einen Pfannkuchen hochwirft und der mitten auf ihrem Kopf landet. ○

Heute träume ich ...

... von kleinen Legoautos, die in meinem Zimmer ein Rennen fahren und dabei laut hupen.

... dass ich in einer großen Seifenblase bin und damit durch unseren Garten hüpfe.

... dass ich einen Zauberstab habe, mit dem ich unser Haus in ein Haus aus Keksen verwandele.

Heute träume ich ...

... dass ich auf einem großen Trampolin bis in den Himmel hüpfe und dem Mond ein Küsschen gebe.

... von einem Priratenboot, mit dem ich bis zu einer kleinen Insel fahre, auf der es nur Süßigkeiten gibt.

... dass ich eine Fee bin, die mit einer weißen Kutsche in den Kindergarten gebracht wird.

Heute träume ich ...

... dass ich mich im Wald mit einem Wildschwein treffe und wir zusammen Fangen spielen.

... von einem großen Bett, auf dem ich mit meinen Freundinnen und Freunden eine Kissenschlacht mache.

... dass ich eine kleine Maus bin, die mit ihren Geschwister-Mäusen eine Party in einem Disco-Erdloch feiert.

Heute träume ich ...

... von einer Pizza, die ich mit ganz vielen Bonbons, Smarties und Gummibärchen belege. ◯

... dass ich im Meer lebe und mich mit einem Kinder-Hai unterhalte, der mir erzählt, dass er bald in die Schule kommt. ◯

... dass ich mit meinen Spielzeugen in meinem Zimmer sprechen kann. ◯

Heute träume ich ...

... dass unser Haus wie ein Schloss aussieht und ein Ritter mein Zimmer ordentlich aufräumt.

... dass ich schon Autofahren kann und Mama zur Arbeit bringe.

... von einer Gänsefamilie, die eine Fahrradtour macht und dabei die ganze Zeit schnattert.

Heute träume ich ...

... von einem bunten Bällebad, in das ich zusammen mit Oma reinhüpfe.

... dass ich mir in einem Spielzeugladen so viele Spielsachen aussuchen darf, wie ich will.

... dass bei uns zu Hause ein kleiner Vogel wohnt, der mit uns sprechen kann.

Heute träume ich ...

... dass ich auf einen Kirschbaum klettere und von da oben die Kirschsteine runterspucke.

... dass ich einen Roboter habe, der den ganzen Tag lustige Spiele mit mir spielt.

... dass der Nikolaus in mein Zimmer kommt und mir eine Gute-Nacht-Geschichte vorliest.

Heute träume ich ...

... dass ich zusammen mit einem Mistkäfer eine riesige Matschkugel baue, die wir in Omas Vorgarten rollen.

... dass ich einen Kopfstand mache und Papa meine Füße gelb anmalt.

... von einem Gummibärchen-Baum, der bei uns im Garten wächst und immer größer wird.

Heute träume ich ...

... dass ich in einer Musikgruppe bin und richtig gut Gitarre spielen kann. ○

... dass ich auf einem Delfin durch das Meer sause und wir zusammen mega hoch springen. ○

... vom Osterhasen, der auf einer roten Schaukel sitzt und bis in den Himmel schaukelt. ○

Heute träume ich ...

... von einer schönen Wiese, auf der ich viele bunte Blumen für Mama pflücke.

... von einer Achterbahn mit Looping, in der meine Erzieherinnen und Erzieher sitzen und richtig viel Spaß haben.

... dass drei Sternschnuppen durch mein Zimmer fliegen und dabei viel Glitzerstaub verlieren.

Heute träume ich ...

... dass ich von einem Löwen geweckt werde, der mich fragt, ob ich mit ihm Schokobrötchen holen will. ○

... von einem Clown, der morgens zum Frühstück kommt und uns Kunststücke mit Luftballons zeigt. ○

... dass ich mit meiner Familie im See schwimmen gehe und wir alle zusammen Wasserball spielen. ○

Heute träume ich ...

... dass ich in der Nacht mit meinen Kuscheltieren in der Küche Schoko-Kekse mit Rosinen backe.

... dass ich in einem gestreiften Heißluftballon über unser Haus fliege und von oben Mama und Papa winke.

... von einem winzigen Zauber-Zwerg, der mich in meinem Zimmer besucht und mir einen Witz erzählt.

Heute träume ich ...

... von einem schönen Strand, an dem ich viele verschiedene Muscheln sammele, die Gesichter haben.

◯

... dass ich Geburtstag habe und wir uns alle als lustige Gespenster und Vampire verkleiden.

◯

... dass ich mit einer Ameisenfamilie Tiere-Memory spiele und wir ganz viel zusammen lachen.

◯

Heute träume ich ...

... dass ich mit einem rosa Pferd über eine hohe Hecke springe und dabei ganz laut *HÜA* rufe.

... dass ich in einem Kinderfilm mitspiele und alle Superhelden treffe.

... dass ich beim Bäcker arbeite und für meinen ganzen Kindergarten Erdbeerkuchen backe.

Heute träume ich ...

... von einem Eiswagen, mit dem ich durch unsere Stadt fahre und Regenbogen-Eis verkaufe. ○

... dass ich in einem Zirkus bin und zusammen mit einem Zauberer einen Trick vorführe. ○

... dass ich superschnell rennen kann - sogar schneller als ein Jaguar. ○

Heute träume ich ...

... von einer Lolli-Fabrik, in der ich für meine ganze Familie Lollis herstelle, die nach Zitrone und Kirsche schmecken.

... von einem großen Spielplatz, wo ich mit Oma eine hohe Sandburg baue, die ein Glitzer-Dach hat.

... dass bei uns ein Hahn wohnt, der morgens in unsere Zimmer kommt und uns mit einer Trillerpfeife weckt.

Heute träume ich ...

... dass ich mit Papa in einer Eisenbahn fahre und all meine Freundinnen und Freunde abhole. ○

... von einem blauen Drachen mit roten Flügeln, der mir zeigt, wie man Feuer spuckt. ○

... dass in meinem Zimmer ein Meerschweinchen wohnt, das sich in der Nacht zu mir kuschelt. ○

Heute träume ich ...

... dass ich der Feuerwehr helfe, eine kleine Katze mit einer Leiter von einem Baum zu retten.

... dass mein Schlafanzug aussieht wie Popcorn und die ganze Zeit lustige Knall-Geräusche macht.

... von einer großen Schüssel Vanillepudding, die ich ganz alleine für meine Familie gekocht habe.

Heute träume ich ...

... von einem Löwen, der aufwacht und auf einmal Zebrastreifen hat. ◯

... dass ich mit einer Biene auf eine rote Blume fliege und wir danach zusammen Honig machen. ◯

... von meinen Büchern, die nachts wild durch die Gegend fliegen und am Morgen so tun, als wäre nichts gewesen. ◯

Heute träume ich ...

... dass ich mit Oma einen leckeren Kuchen backe, der aussieht wie ein Baby-Einhorn.

... dass ich auf einer Baustelle arbeite und den ganzen Tag Bagger fahren darf.

... dass ich für Papa einen warmen Pullover stricke, den er jeden Tag anzieht.

Heute träume ich ...

... dass ich aussehe, wie eine Eidechse, die gaaanz langsam über unser Sofa schleicht.

... dass ich mit einem U-Boot durch das Meer sause und ein Seestern durchs Fenster guckt.

... von einer großen Schüssel mit grünem Wackelpudding, die ich ganz alleine essen darf.

Heute träume ich ...

... von einem Biber, der mir zeigt, wie man einen Staudamm baut.

◯

... dass ich mit meiner Familie auf einem Schrottplatz wohne und wir zum Abendessen alte Reifen essen.

◯

... von einer riesigen Pusteblume, die bei jedem Windstoß immer nackter aussieht.

◯

Heute träume ich ...

... dass Mama und Papa nicht in ihrem Bett, sondern in einem riesigen Vogelnest schlafen. ◯

... von einer Heuschrecke, die vor lauter Schreck vergisst zu springen. ◯

... dass in meinem Schrank eine kleine Mücke wohnt, die ihren Brüdern meine Bücher vorliest. ◯

Heute
träume ich ...

... dass ich immer, wenn ich lüge, eine ganz lange Nase bekomme.

... dass ich aus Versehen auf ein offenes Trinkpäckchen trete und der ganze Saft durch die Gegend spritzt.

... von einem Boxkampf, bei dem zwei Kängurus mit Boxhandschuhen gegeneinander antreten.

Heute träume ich ...

... dass in meinem Bett ein kleines Koalababy schläft und ich ihm ein Schlaflied vorsinge.

... dass ich mit meiner Familie im Flugzeug sitze und wir durch rosa Wolken fliegen, die nach Zuckerwatte riechen.

... dass in meinem Zimmer eine Glocke von der Decke baumelt, mit der ich sonntags alle aufwecke.

Heute träume ich ...

... dass sich ein kleiner Marienkäfer auf meinen Kopf setzt und mich fragt, ob ich ihm meinen Kindergarten zeige.

... dass Papa ein Cowboy ist und uns jeden Abend neue Tricks mit dem Lasso zeigt.

... dass ich mit Mama durch die Waschanlage fahre und wir vergessen, die Autofenster zu zumachen.

Heute träume ich ...

... dass ich in einer Keksdose wohne und mit den anderen Keksen alle Krümel aufsammele.

... von einem großen Kastanienbaum, der nur gelbe Kastanien hat.

... dass ich eine Mütze mit einem Propeller habe, mit der ich überall hinfliegen kann.

Heute träume ich ...

... dass aus unserer Dusche kein Wasser, sondern Rosenblätter kommen, die schön riechen. ◯

... dass ich ein paar Vögeln neue Lieder beibringe, damit die nicht immer das Gleiche singen. ◯

... dass meine Bettdecke meinen Rücken massiert, wenn ich mich zudecke. ◯

Heute träume ich ...

... dass in unserem Badezimmer eine Musikbox steht, die nur Musik macht, wenn man auf dem Klo sitzt.

... dass Mama und Papa sich im Gesicht grün anmalen und rumhüpfen wie Frösche.

... von einer Burg aus Eis, in der Pinguine wohnen und eine Schneeballschlacht machen.

Heute träume ich ...

... von Opa, der einen grasgrünen Superhelden-Umhang hat und damit immer auf Dächer fliegt.

... von einem riesigen Eisbecher mit goldenen und silbernen Eiskugeln.

... dass ich auf einem Hochsitz sitze und mit einem Fernglas eine Stinktier-Familie beobachte.

Heute träume ich ...

... dass es keine Straßen gibt und alle Menschen mit Raketen durch die Gegend sausen.

... dass Papa mir morgens einen Zaubertrank gibt, durch den ich blitzschnell rennen kann.

... von zwei Eisbären, die sich gegenseitig blaue Punkte auf das weiße Fell malen.

Heute träume ich ...

... dass mir ein Schaf was von seiner Wolle abgibt, damit ich nicht friere.

... dass wir in einem Restaurant sind und nur von Giraffen in schwarzen Anzügen bedient werden.

... dass ich für den Osterhasen sehr viele Eier bunt anmale, damit er nicht mehr so viel Arbeit hat.

Heute träume ich ...

... dass ich eine lustige Frisur habe, die aussieht wie ein Brokkoli.

... von einer Libelle, die sich mit ihren Freundinnen und Freunden am See trifft, um zu tanzen.

... dass Oma mich mit einem Rentier abholt und wir zusammen das Christkind besuchen.

Heute träume ich ...

... dass wir keinen Briefkasten haben, sondern einen Geschenke-Kasten, in den die Post jeden Tag neue Geschenke steckt.

... dass alle Gürtel aus Papas Schrank abgehauen sind, weil sie lieber eine Schnitzeljagd machen wollen.

... von einer Trompete, die nicht weiß, wie man Musik macht und deshalb immer nur den anderen zuhört.

Heute träume ich ...

... dass ich auf einem langen Holzbalken balanciere und dabei kein einziges Mal runterfalle. ○

... von einem Flohmarkt, auf dem nur Kinder sind und ihre Spielsachen tauschen. ○

... von zwei Teetassen, die sich in unserem Schrank laut über Teesorten unterhalten. ○

Heute träume ich ...

... dass es bei uns keine Türen mehr gibt, sondern nur noch Glitzervorhänge.

... von der Müllabfuhr, die mich mitnimmt, um mit mir zusammen die Mülltonnen an der Straße zu zählen.

... von einem Märchengarten, in dem Rotkäppchen mit Grünkäppchen Fangen spielt.

Heute träume ich ...

... dass in meinem Mund eingebaute Zahnbürsten sind und ich deshalb nie wieder selber Zähne putzen muss.

... von einem Radiosender, der den ganzen Tag lustige Kinderlieder und spannende Geschichten spielt.

... dass wir einen Brunnen haben, aus dem wir immer Orangensaft mit einem Eimer holen.

Heute träume ich …

… dass alle Straßenlaternen anfangen zu blinken, wenn es draußen dunkel wird.

… dass die Haferflocken alleine in die Müslischüssel laufen und Bescheid sagen, wenn die Milch kommen kann.

… von einem großen Papierflieger, der in meinem Zimmer auf mich wartet, um mit mir einen Ausflug zu machen.

Heute
träume ich ...

... dass mein Bauch sprechen kann
und mir erzählt, welches Essen
er am besten findet.

... dass wir ein Aquarium im Badezimmer
haben, damit uns die Fische
beim Duschen anfeuern können.

... von einem Pupskissen, auf das
sich Mama setzt und dadurch
ganz laut pupst.

Heute träume ich …

… dass das Licht in unserer Wohnung nur angeht, wenn wir alle gleichzeitig einen Hampelmann machen.

… von meinen Unterhemden, die meine Unterhosen fragen, wie oft sie gewaschen werden.

… dass ich nach jedem Mal Schlafen am nächsten Morgen ein bisschen stärker bin.

Heute träume ich ...

... dass ich eine Ball-Maschine zu Hause habe, aus der dauernd Bälle fliegen, die ich versuche zu fangen.

... dass Papa aus meinen ganzen Legosteinen eine neue Garage für unser Auto baut.

... von einer Armbanduhr, die an meinem Handgelenk hängt und mich fragt, wie es mir geht.

Heute träume ich ...

... dass ich mit einem Schlauchboot über einen Fluss aus Glitzerschleim schippere und dabei ein Käsebrot esse.

... dass ich einen Fotoapparat habe, mit dem ich nachts alle Sterne fotografieren kann, die es gibt.

... von einem Bären-Spielplatz, wo sich kleine Bärenkinder im Sand einbuddeln.

Heute träume ich ...

... dass ich in einer Wüste mit einem Snowboard über den Sand sause.

... dass ich mit einem Astronauten-Anzug Roller fahre und dadurch richtig schnell werde.

... von einer Unterwasser-Stadt, in der rote, blaue und gelbe Fische mit ihren Kindern wohnen.

Heute träume ich ...

... dass ich den ganzen Tag meinen Schneeanzug anhabe, weil in unserem Haus überall Schnee liegt.

... von einem Wasserglas, in dem kleine Schwimmkäfer Drehungen üben.

... dass in unserer Zahnpastatube eine braune Glibberpampe ist, die nach Pommes riecht.

Heute träume ich ...

... dass wir in einem Iglu wohnen und es da drin gar nicht kalt ist. ◯

... von einem Brotmesser, das mir erklärt, wie man am besten ein Brot schmiert. ◯

... von unseren Äpfeln, die überlegen, an welchem Baum sie denn vorher noch mal hingen. ◯

Heute träume ich ...

... dass ich der Wind bin und alle Blätter zur Seite puste, die von den Bäumen gefallen sind.

... dass ich ausnahmsweise im Bett Kekse essen und alles vollkrümeln darf.

... von einem Rasenmäher, der Gustav heißt und in unseren Rasen ein schönes Zick-Zack-Muster mäht.

Heute träume ich ...

... dass ich drei Wühlmäuse zum Spielen einlade und wir auf meinem Bett eine Kissenschlacht machen. ○

... dass ich alleine zum Metzger gehe und dabei zugucke, wie die Wurst gemacht wird. ○

... von einem kleinen grauen Auto, das durch den Kindergarten fährt und uns immer zum Händewaschen abholt. ○

Heute träume ich ...

... dass ich ein Friseur oder eine Friseurin für Kinder bin und allen Kindern lustige Frisuren mache.

... dass mein Bett auf einem Maisfeld steht und mir die Maiskolben eine Gute-Nacht-Geschichte erzählen.

... von einem Lachkuchen, der alle zum Lachen bringt, wenn man davon ein Stück isst.

Heute träume ich ...

... dass ich einen LKW aus einem Karton baue, der dann sogar wirklich fahren kann.

... von einem Bleistift, der alleine anfängt Bilder zu malen und sie dann in meinem Zimmer aufhängt.

... dass mich nachts der Mond besucht und mich fragt, was ich gerade träume.

Heute träume ich ...

... dass ich meine ganzen Kuscheltiere in die Waschmaschine stecke und sie danach eine andere Farbe haben.

... dass ich für Papa zur Arbeit gehe und Papa dafür in den Kindergarten.

... von einem Marsmännchen, dass sich meine Socken leiht, weil es ein bisschen kalte Füße hat.

Heute träume ich ...

... dass ich sehr lange Haare habe,
die fast bis zum Boden gehen
und dazu noch in der Sonne glitzern.

... dass ich in unserer Straße Hot Dogs
verkaufe und dabei eine lustige
Wurst-Mütze aufhabe.

... von der Kellerassel Dagmar, die
manchmal in unsere Küche kommt
und sich mit Mama unterhält.

Heute träume ich ...

... dass ich mit einem Boot, das aussieht wie eine Banane, über das Meer sause und Clownfische füttere.

... dass unsere Stühle um unseren Tisch laufen, wenn wir nicht da sind.

... von einem Vogelhäuschen, in dem eine Vogel-Familie mit einer Wurm-Familie Karten spielt.

Heute träume ich ...

... dass ich morgens Kaffee trinke, der extra für Kinder ist und nach Heidelbeeren schmeckt.

... von einem Schnee-Automaten, der immer Schneeflocken ausspuckt, wenn man auf den Knopf drückt.

... dass ich in meinem Zimmer eine Ampel habe, die nur grün wird, wenn ich aufstehen soll.

Heute träume ich ...

... dass wir nur noch auf Rollschuhen durch unser Haus fahren.

... dass es kein Besteck gibt und wir sogar Suppe mit den Händen essen.

... von einem Geier, der auf unserem Dach wohnt und mit unserem Schornstein befreundet ist.

Heute träume ich ...

... dass in unserem Klo kleine Klo-Männchen wohnen, die uns den Po abputzen und für uns abziehen.

... dass ich aus Zahnstochern eine kleine Hütte für die Ameisen in unserem Garten baue.

... von einem Kleeblatt, das auf einer Wiese steht und sich vom Regen sauber waschen lässt.

Heute träume ich ...

... von einem Traum-Mobil, das nachts um die Häuser fährt und langweilige Träume einsammelt.

... dass ich auf einmal Tigerpfoten habe, für die ich keine Schuhe brauche, weil die von alleine warm sind.

... dass ich in einer Clownschule bin, wo mir ein Clown seine rote Nase schenkt.

Heute träume ich ...

... dass in meiner Kindergartengruppe auf einmal alle aussehen wie ich. ◯

... dass ich einen Wetter-Würfel habe, mit dem ich jeden Tag ein anderes Wetter würfeln kann. ◯

... dass ich nur noch Puppenkleider in meinem Schrank habe und alles viel zu klein ist. ◯

Heute träume ich ...

... dass ich eigene Kopfhörer habe, durch die ich immer hören kann, wie das Meer rauscht.

... von einer Fahne, die vor unserer Haustür hängt und anzeigt, was es zum Abendessen gibt.

... dass ich im Weltall ein paar Sterne einfange, Mama und Papa zeige und dann wieder zurückbringe.

Heute träume ich ...

... von einem Reiterhof, wo Einhörner, Pferde und Esel Galopp üben.

... dass mir auf der Fußmatte ein Apfelkern aus der Tasche fällt und an der Stelle sofort ein Apfelbaum wächst.

... von einer roten Gießkanne, aus der immer nur bunte Perlen kommen.

Heute träume ich ...

... dass Papa mir statt einer Brotdose aus Versehen ein ganzes Brot in den Rucksack packt. ◯

... von einem Hühnerstall, der auf unserem Dach steht, damit die Vögel den Hühnern besser Würmer zuwerfen können. ◯

... dass heute der Kindertag gefeiert wird und ich den ganzen Tag lang Sachen mache, die mir Spaß machen. ◯

Heute träume ich ...

... dass wir ein Lagerfeuer machen, was nur brennen kann, wenn man Federn reinwift.

... von einer Bauarbeiterin, die richtig laut Musik hört und dazu mit dem Betonmischer tanzt.

... dass ich von einer nassen Hundeschnauze geweckt werde, die mir durchs Gesicht leckt.

Heute träume ich ...

... von einer Kuh-Party, auf der sich die Kühe neue Flecken kaufen können. ◯

... dass ich mit meinem Daumen Wunden heilen kann, wenn ich ihn auf eine Verletzung lege. ◯

... dass ich die ganze Nacht mit Oma und Opa Kinderserien gucke und den nächsten Tag verschlafe. ◯

Heute träume ich ...

... dass ich auf einer Flöte ein Geburtstagslied für Mama spiele, obwohl sie gar nicht Geburtstag hat.

... dass unsere Wohnung auf einmal aussieht wie ein Dschungel und wir an Lianen schwingen.

... von einem Sprungbrett, das mich bis zu den Wolken bringen kann.

Heute träume ich ...

... von einer Toastbrot-Familie,
die auf der Suche nach einem Toaster
ist, um endlich knusprig zu sein.

... dass ich Mama und Papa abends
immer eine Geschichte vorlese,
damit sie gut schlafen können.

... von einem Hunde-Paradies, in dem
an allen Bäumen Leckerchen wachsen.

Heute träume ich ...

... dass ich mit meiner Kindergarten-gruppe einen Tauch-Ausflug mache und wir unter Wasser frühstücken.

... dass an uns ein Güllewagen vorbeifährt, der statt Gülle Zitronenlimonade verteilt.

... von Maiskörnern, die sich treffen, um sich in Popcorn zu verwandeln.

Heute träume ich ...

... dass ich aussehe wie ein Nasenbär und genauso gut klettern kann. ◯

... dass ich für Mama und Papa eine Suppe koche, die nach Lakritzschnecken schmeckt. ◯

... von einem Wundermantel, der mich überall hinzaubern kann, wenn ich ihn anziehe. ◯

Heute
träume ich ...

... dass ich für einen kleinen Vogel
Räuberleiter mache, damit er wieder
zurück ins Nest kommt.

... dass unser Auto Düsenantrieb hat
und uns superschnell zu Oma bringt.

... von zwei Nashörnern, die mit
Anlauf in eine Matschgrube springen
und sich dabei kaputtlachen.

Heute träume ich ...

... von meiner neuen Freundin Fiona, die morgens aussieht wie ein Schweinchen und abends wie eine Laus. ◯

... dass wir zu Hause einen Backautomaten haben, der uns jeden Morgen fragt, was wir frühstücken möchten. ◯

... dass ich ein grünes Fahrrad habe und darauf schon ohne Hände fahren kann. ◯

Heute träume ich ...

... von einem Knäckebrot, das in eine Körnerstation geht, damit es endlich nicht mehr so nackt ist.

... von Opa, der ein Springseil aus Gummi hat und uns damit tolle Kunststücke vorführt.

... dass ich einen eigenen Zauberkasten habe, mit dem ich Möbel verschwinden lassen kann.

Heute träume ich ...

... dass ich in einem Schwimmbad von einem Zehn-Meter-Brett springe und dabei drei Saltos mache.

... von einem kleinen Schlaf-Wichtel, der durch die Kinderzimmer fliegt und Küsschen mit Einschlaf-Staub verteilt.

... dass ich im Wald ein tiefes Loch grabe und einen wertvollen Schatz finde.

Heute
träume ich ...

... dass ich ein Gedicht für Oma
schreibe, worin ich ihr sage,
dass ich sie sehr doll lieb habe.

... von einem kleinen Handwerker-Frosch,
der für uns einen Schwimmteich
im Garten baut.

... von einer Alpaka-Dame, die Trude heißt
und den ganzen Tag Kinderlieder pfeift.

Heute träume ich ...

... dass ich auf einem Weintrauben-Feld richtig viele Trauben sammele und an andere Kinder verschenke.

... von einem Tannenbaum, der im Sommer rosa wird und im Winter orange.

... dass ich am Straßenrand einen Stein entdecke, der sich gemütlich in der Sonne ausruht.

Heute träume ich ...

... dass ich mit Oma und Opa in einer Turnhalle übernachte und wir uns ein Bett aus dicken Matten bauen.

... von einer Kitzel-Maschine, die mich immer zum Lachen bringt, wenn ich mal miese Laune habe.

... dass sich meine Popel in der Nase unterhalten und überlegen, wie sie am besten rausrollen sollen.

Heute träume ich ...

... dass ich einen kleinen weißen Hasen habe, der mit mir jeden Abend Stopptanz tanzt. ◯

... von einer Kinder-Kirmes, auf der ich mit einem Kettenkarussell fahre und von da oben Dosenwerfen mache. ◯

... dass ich mit meinen Freundinnen und Freunden in einem Indianerzelt übernachte und wir richtig lange wach bleiben. ◯

Heute träume ich ...

... von einem Krebs, der unter unserem Esstisch sitzt und Mama und Papa abwechselnd in die Zehen zwickt.

... dass Hunde gerne Kaffee trinken und Vögel am liebsten saure Gurken essen.

... dass ich ein eigenes Beet habe, von dem ich Frikadellen und Bratwürstchen ernte.

Heute träume ich ...

... dass Oma mir eine Bommelmütze näht, die sofort anfängt zu wackeln, wenn ich sie aufsetze.

... dass sich mein Bett immer in in eine Hängematte verwandelt, wenn draußen die Sonne scheint.

... dass ich auf eine Kostümparty eingeladen bin und mich als Gorillamädchen verkleide.

Heute träume ich ...

... dass bei uns eine große Kuckucksuhr steht, aus der jede Stunde ein echter Kuckuck fliegt.

... dass ich ein Kinderbuch habe, in dem jeden Abend eine neue Geschichte steht.

... vom Mond, der mit seinen Kindern die Sonne besucht und sich Wärme mitnimmt.

Heute träume ich ...

... dass Opa mit einem hellbraunen Trampeltrecker über eine Wiese fährt und eine Sonnenblume pflückt.

... dass ich mit meiner Familie auf einem Sportplatz bin und wir die ganze Zeit Sackhüpfen spielen.

... von einem Brot, das in der Mitte mit Erdbeerpudding gefüllt ist.

Heute träume ich ...

... dass ich nie wieder eine Jacke anziehen muss, weil in meiner Haut eine eingebaute Heizung ist.

... dass ich neben einem hohen Baustellen-Kran sitze und den Wolken über mir zuwinke.

... von einem Flamingo-Mädchen, dass mit seiner Tante übt, auf einem Bein zu stehen.

Heute träume ich ...

... dass mein Zimmer nach einem Regenschauer wie Zuckerwatte riecht und unser Haus wie Milchreis.

... dass ich mit den Ohren nicht nur hören, sondern auch sehen kann.

... von einem Park, wo nur Schildkröten reindürfen, damit sie nicht beim Schleichen gestört werden.

Heute träume ich ...

... dass sich die Schnürsenkel von unseren Schuhen verknotet haben und wir deshalb nur Pantoffeln anziehen können. ○

... dass es kein Geld mehr gibt und wir nur noch mit Blättern und Kastanien bezahlen können. ○

... dass wir einen Wäschekorb haben, der durch alle Räume läuft und unsere dreckige Wäsche einsammelt. ○

Heute träume ich ...

... dass mir beim Händewaschen die Seife runterfällt und bis in den Keller schlittert.

... von einem bunten Trecker, der von seinem Bagger-Kollegen umarmt wird.

... dass ich auf all unsere Fenster mit einem Wachsmalstift ein lachendes Gesicht male.

Heute träume ich ...

... dass ich schon eine echte Kettensäge habe, mit der ich ganz allein eine Holzfigur schnitze.

... von einem Kürbis, der immer hellblau wird, wenn er sich anstrengt.

... von einer Hüpfburg, die ab jetzt für immer vor unserem Kindergarten steht.

Heute träume ich ...

... dass unter meinem Bett ein magisches Buch liegt, in dem viele geheime Zaubersprüche stehen. ○

... von einem Wolf, der am liebsten Muffins backt und an alle Tiere im Wald verschenkt. ○

... dass ich auf einem Segelboot über das Meer fahre und dabei von Delfinen nass gespritzt werde. ○

Heute träume ich ...

... dass wir einen eigenen Hubschrauber haben, der aber nur fliegen möchte, wenn die Sonne scheint.

... von einem Lama, das Theodor heißt und mit dem Mund Seifenblasen machen kann.

... dass Mama und Papa eine Hamburger-Fabrik haben und wir deshalb jeden Tag Hamburger essen.

Heute träume ich …

… von einer Kuh, die ein Euter hat, aus dem keine Milch, sondern Bananensaft kommt. ◯

… von meinen Spielsachen, die nachts, wenn ich schlafe, alles in meinem Zimmer ordentlich machen. ◯

… dass wir einen Schnitzel-Strauch haben, an dem jeden Tag neue leckere Schnitzel hängen. ◯

Heute träume ich ...

... von einem Basketball, der jedes Mal, wenn er in den Basketballkorb geworfen wird, seine Farbe ändert.

... dass ich mit meiner Familie in einem Schneckenhaus wohne, in dem es immer nach Zimtschnecken riecht.

... dass alle Figuren, die ich auf ein Blatt male, echt werden und dann mit mir spielen wollen.

Heute träume ich ...

... von einem weißen Engel, der morgens in mein Zimmer flattert und mir beim Anziehen hilft. ○

... dass unser Auto nur noch rückwärts fahren kann und von allen überholt wird. ○

... dass ich mit einem Affen durch den Dschungel spaziere und wir versuchen, Kokosnüsse von den Palmen zu pusten. ○

Heute träume ich ...

... dass ich so klein bin wie ein Floh und mit den Staubflocken unter meinem Bett Fangen spiele.

... von einem Riesenrad, das bunt leuchtet und beim Drehen pinke Lutschbonbons abwirft.

... dass ich in unserer Badewanne sitze und mir einen Schnurrbart aus Schaum mache.

Heute träume ich ...

... von zwei Haselnussbäumen, die sich mit ihren Haselnüssen bewerfen und dabei laut lachen. ○

... dass ich in einem Leuchtturm wohne und jeden Abend eine Lichtershow für die Möwen mache. ○

... von einem braunen Dackel, der Helmut heißt und am liebsten Leberwurst-Brote isst. ○

Heute träume ich ...

... dass Papa aus Versehen meine Badehose anzieht und sich danach nicht mehr bewegen kann, weil die so eng ist. ◯

... dass unser Haus auf einem Spielplatz mit ganz vielen verschiedenen Rutschen steht. ◯

... von einem Puppentheater, wo nur Erdmännchen im Publikum sitzen. ◯

Heute träume ich ...

... dass vor unserer Haustür ein großer Dino-Aa-Haufen liegt, den Papa mit einer Schüppe wegschaufelt. ◯

... dass Mama mir einen Kakao kocht, auf dem Marshmallows mit lustigen Gesichtern schwimmen. ◯

... dass ich mit meinen Spielzeugen in einer Geheimsprache spreche, die kein anderer versteht. ◯

Heute träume ich ...

... dass ich Fischstäbchen auf dem Teller habe, die sich gegenseitig in den Spinat schubsen.

... von einem Wunder-Löffel, der sich in Schokolade verwandelt, wenn man ihn in den Mund nimmt.

... dass unser Kühlschrank jedes Mal einen Witz erzählt, wenn man ihn aufmacht.

Heute träume ich ...

... dass ich im Kindergarten arbeite und immer für alle das Frühstück mache.

... von einem Planschbecken, in dem drei Fische schwimmen, die für das Seepferdchen üben.

... von einem roten Kuschel-Monster, das mit mir Verstecken spielt und dabei immer rotes Fell verliert.

Heute träume ich ...

... dass ich mit einem Strohhalm so laut pfeifen kann, dass sich alle erschrecken.

... dass ich ein Arzt für Tiere bin und einem Eichhörnchen Tee koche, weil es ein bisschen Husten hat.

... von einem großen Schlitten, der auch im Sommer rumfahren kann.

Heute träume ich ...

... dass Oma immer mit einem Skateboard unterwegs ist und damit coole Tricks kann.

... dass ich in einem Einkaufswagen sitze, der einen Motor und eine laute Hupe hat.

... dass ich mir anstatt Socken die Handschuhe von Papa über die Füße ziehe.

Heute träume ich ...

... von einer Ratte, die Ingo heißt und jeden Morgen die Zeitung für uns holt.

... dass ich zu Hause ein Konzert mit all unseren Töpfen gebe.

... dass ich meine selbst gemalten Bilder verkaufe und damit ganz viel Taschengeld verdiene.

Heute
träume ich ...

... dass ich ein eigenes Funkgerät habe und dadurch mit Außerirdischen sprechen kann.

... dass ich auf unserem Staubsauger durch unsere Wohnung fliege und Mama und Papa zuwinke.

... von einem kleinen Schmetterling, der nachts in mein Zimmer kommt und meine Fingernägel bunt anmalt.

Heute träume ich ...

... dass ich in meinem Bett so laut pupse, dass die Bettdecke hochflattert. ○

... von einem kleinen Hexen-Mädchen, das mich mit zum Spielen in ihr Hexen-Häuschen mitnimmt. ○

... von einer dicken Hummel, die jedes Mal kichern muss, wenn sie sich auf eine Blüte setzt. ○

Heute träume ich ...

... dass ich blitzschnell mit einem gelben Fahrrad fahre und alle Autos überhole.

... dass ich mit einer Zeitmaschine zu den Dinos reise und mir anschaue, wie ein Vulkan ausbricht.

... dass vor unserem Haus eine Schlittschuhbahn ist, auf der ganz viele Kinder fahren.

Heute träume ich ...

... dass Mama mir einen kleinen Elefanten zum Geburtstag schenkt, der mein bester Freund wird. ◯

... dass ich auf einem Heuhaufen liege, der richtig gut riecht und mir in den Nacken piekst. ◯

... dass Papa seinen Autoschlüssel schon wieder nicht findet und deshalb zu Fuß gehen muss. ◯

Heute träume ich ...

... von unseren Zahnbürsten, die sich nachts über ihre borstigen Frisuren unterhalten.

... dass in unserem Haus eine Schatzkammer ist, in die man nur mit einem Zauberspruch reinkommt.

... dass ich dem Winter einen Brief schreibe und ihm sage, dass er bitte ganz viel Schnee bringen soll.

Heute träume ich ...

... dass ich einem weißen Hund mit Punkten *Sitz* und *Lach* beibringe.

... dass ich Mama mit einer Schubkarre zum Zahnarzt bringe.

... von einem Bananenbaum, der in unserer Küche steht und uns jeden Tag frische Bananen schenkt.

Heute träume ich ...

... dass ich alleine Spaghetti mit Tomatensoße koche und ein paar Tiere aus dem Wald zum Essen einlade.

... dass ich noch ein Baby bin und den ganzen Tag von Mama und Papa getragen werde.

... von einem großen Schrank, in dem jeden Tag neue Spielsachen für mich stehen.

Heute träume ich ...

... von einem Maulwurf, der seine Brille sucht und nicht merkt, dass sie auf seinem Kopf ist.

... dass unser Klo abgehauen ist und wir alle Pipi in den Garten machen müssen.

... von einer kuscheligen Höhle, in der ich zusammen mit einer Fuchsfamilie übernachte.

Heute träume ich ...

... dass ich unser Klopapier abrolle und Mama damit komplett einwickele.

... dass ich mit einer riesigen Rutsche von meinem Bett aus bis in den Kindergarten rutschen kann.

... von einem Seelöwen, der beim Mittagessen Kunststücke vorführt und über unseren Tisch springt.

Heute träume ich ...

... dass ich der Zahnfee helfe, Milchzähne einzusammeln und kleine Geschenke zu verteilen. ○

... dass ich unsere Wände im Haus mit Wasserfarbe anmale und danach alles schön bunt aussieht. ○

... dass ich mit dem Regen spreche und ihm sage, dass er die Sonne wieder rauslassen soll. ○

Heute träume ich ...

... von einer Schlange, die mit ihrer Zunge unseren Fußboden sauber leckt. ○

... dass Opa mich mit einem Motorrad vom Kindergarten abholt und wir danach ein Picknick machen. ○

... dass ich ganz laut mit meinen Fingern eine Melodie schnipsen kann. ○

Heute träume ich ...

... dass ich mit nackten Füßen über bunte Federn laufe, die mich ganz doll kitzeln. ○

... von einem Spaziergang durch einen Zauberwald, wo Büsche wachsen, an denen Waffeln hängen. ○

... dass mein Gesicht, immer wenn ich zweimal in die Hände klatsche, komplett grün wird. ○

Heute träume ich ...

... dass ich auf einem Bauernhof wohne und jeden Tag mit einem verspiegelten Trecker fahre.

... von meiner Oma, die morgens aufwacht und aussieht wie der Osterhase.

... dass ich Gummistiefel habe, mit denen ich ganz weit springen kann.

Heute träume ich ...

... dass ich einen Schweinestall sauber mache und danach von oben bis unten voller Mist bin.

... dass ich auf einem hellblauen Zuckerwatte-Haufen hüpfe und zwischendurch davon nasche.

... von einer Nachtwanderung, die ich mit Mama mache, bei der wir mit weißen Eulen sprechen.

Heute träume ich ...

... dass ich mit dem Gartenschlauch hoch in den Himmel spritze und die Vögel abdusche.

... dass Papa beim Einkaufen auf einer Bananenschale ausrutscht und in eine Bananenkiste plumpst.

... dass ich super gut lesen kann und mir ein komplettes Buch über Zoo-Tiere durchlese.

Heute träume ich ...

... von einer Ziege, die nur ein Horn hat und von ihren Geschwistern immer Einhorn genannt wird.

... dass ich mein Zimmer mit einer leuchtenden Farbe anstreiche und dann Glitzersterne auf die Wände streue.

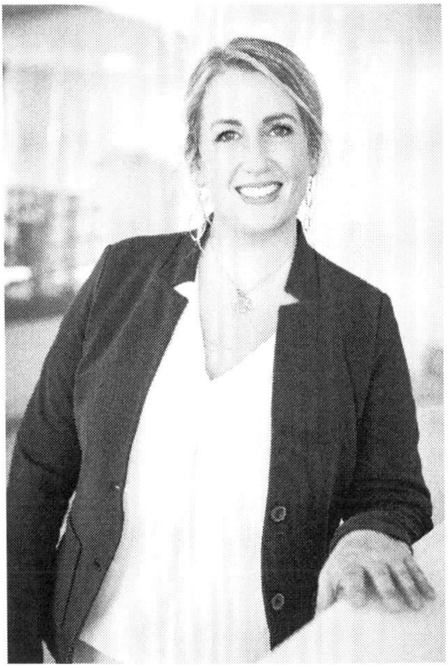

Mein Name ist Nathalie Ries.

Als Elterncoach und systemische Kinder- und Jugendtherapeutin (AV) verhelfe ich Eltern zu mehr Sicherheit und Harmonie im Familienalltag.

Durch mein Coachingprogramm *Wunderwerk* schauen wir auf die individuellen Herausforderungen und schaffen ein Fundament, damit Familie zum schönsten Ort der Welt wachsen kann.

In meiner Arbeit als Elterncoach habe ich immer wieder die Wichtigkeit von gesundem Schlaf und festen Schlafgewohnheiten bei Kindern erlebt. Als Mama von drei Kindern und durch meine jahrelange Zusammenarbeit mit Eltern habe ich erfahren, welche Herausforderungen das Thema Schlafen mit sich bringt, aber auch, welche kleinen Veränderungen große Auswirkungen haben können.

Schlafmuster, nächtliche Ängste oder Schwierigkeiten beim Einschlafen können den Alltag von Familien erheblich beeinträchtigen. Es ist mir ein tiefes Anliegen, Familien mit praktischen und bewährten Strategien zu unterstützen, um diese Hürden zu überwinden. Auf den kommenden Seiten teile ich gerne ein paar bewährte Tipps mit dir, damit das Schlafen für dein Kind ein sanfter Übergang in das Land der Träume wird.

Tipps für einen gelungenen Schlaf

Feste Routinen

Kinder lieben Gewohnheiten. Etabliere ein festes Abendritual, das dem Kind Sicherheit und Vorhersehbarkeit bietet.
Zum Beispiel: Zuerst die Zähne putzen, dann den Schlafanzug anziehen, dann eine Geschichte vorlesen. Das sollte sich so täglich wiederholen.

Zur Ruhe finden

Vermeide unmittelbar vor dem Schlafengehen zu wilde Aktionen (wie das Toben mit dem Papa), da es Zeit braucht, bis der kleine Organismus dann wieder zur Ruhe findet.
Begrenze die Nutzung von Bildschirmgeräten mindestens eine Stunde vor dem Schlafengehen, da auch hier das Nervensystem zu stark stimuliert und dadurch wachgehalten wird.

Gemütliches Schlafumfeld

Sorge für eine angenehme Temperatur im Kinderzimmer. Wichtig sind auch gedimmtes Licht und bequeme Bettwäsche, die das Kind gerne mag.

Schlummerhilfen

Vorlesen

Eine Gute-Nacht-Geschichte und ein gemeinsamer Austausch helfen, dein Kind zu beruhigen und auf den Schlaf vorzubereiten. Es sollte das Gefühl haben, nun mit dem Tag abschließen zu können.

Entspannungsübungen

Atemübungen und/oder eine sanfte Massage, mit einem beruhigenden Öl (zum Beispiel Lavendelöl) sorgt für eine angenehme Entspannung bei Kindern. Dazu bieten sich kleine Geschichten an, wie: Ich bin der Regen, der auf deinen Rücken prasselt. Oder: Ich bin die Sonne, die über deine Haut streicht und dich wärmt.

Brücken bauen

Gestalte mit Achtsamkeit den Übergang vom Tag in die Nacht, indem du eine Brücke baust, die es dem Kind erleichtert, die neue Situation anzunehmen. Erzähle deinem Kind zum Beispiel von seinem Lieblingskuscheltier, was im Bett wartet und welche Abenteuer die beiden wohl im Traum erleben werden.

Umgang mit Ängsten

Nachtlicht

Ein sanftes Nachtlicht mit warmen Farbtönen kann die Angst vor der Dunkelheit reduzieren. Wichtig ist, dem Kind zu erklären, dass in der ganzen Nacht ein kleines Licht brennt, wodurch der Raum hell bleibt.

Gespräche führen

Sprich mit deinem Kind über seine Ängste und Sorgen. Stelle gezielte Fragen und versuche die Angst des Kindes nicht klein zu reden, sondern anzunehmen. Versichere deinem Kind zusätzlich, dass du vor dem Schlafengehen noch mal nach ihm schauen wirst.

Beruhigungselemente

Ein Lieblingskuscheltier oder ein Kleidungsstück von dir oder einer anderen vertrauten Bezugsperson bieten Trost und Sicherheit. Schon alleine der Geruch von einem geliebten Menschen beruhigt das Kind.

Förderung von Selbstständigkeit

Eigenes Bett machen

Beteilige dein Kind aktiv beim Herrichten des Bettes. Welche Kuscheltiere sollen wo schlafen, welche Kissen sollen mit ins Bett?

Wahl der Schlafkleidung

Ein Lieblingspyjama kann das Wohlbefinden steigern. Vielleicht kann dein Kind schon beim Schlafanzug-Kauf in die Entscheidung einbezogen werden.

Schlaftimer

Ein visueller Timer, wie eine Sanduhr, zeigen deinem Kind, wann es Zeit ist, ins Bett zu gehen. Das fördert nicht nur die Eigenständigkeit, sondern auch die Motivation, mit dem Tag abzuschließen.

Ernährung und Schlaf

Essenszeiten

Achte darauf, dass dein Kind zwischen Essen und Schlafengehen etwas Zeit zum Verdauen hat. Das erleichtert das Einschlafen.

Leichte Abendmahlzeit

Ein leichtes Abendessen ohne einen hohen Zuckeranteil fördert das Ein- und Durchschlafen.

Wasser

Ein Glas Wasser vor dem Schlafengehen verhindert Durst. Doch achte darauf, dass es nicht zu viel wird, damit dein Kind nicht wach wird, weil die Blase drückt.

Noch ein paar Worte zum Thema *Schlafen im Elternbett* – ja oder nein?

Diese Frage bewegt viele Eltern und ist ein Thema, das mit verschiedenen Überzeugungen, Prägungen und Überlegungen verknüpft ist. Die Nähe zu unseren Kindern ist ein grundlegendes Bedürfnis, das in unserer Evolution tief verwurzelt ist.

Während unserer frühen menschlichen Geschichte schliefen Familien oft in enger Gemeinschaft, um sich vor Gefahren zu schützen und die Bindung zwischen Eltern und Kindern zu stärken. Dieses urtümliche Bedürfnis nach Sicherheit, Nähe und Geborgenheit ist in unseren Genen verankert und trägt zu einer gesunden emotionalen Entwicklung unserer Kinder bei.

Das Elternbett kann ein Ort der Sicherheit und des Trostes sein. Es ermöglicht den Kindern, die Nähe und den Herzschlag ihrer Eltern zu spüren, was beruhigend und tröstlich sein kann und ebenso zu einer sicheren Bindung zwischen Eltern und Kindern beitragen kann.

Ich finde aber auch wichtig zu erwähnen, dass diese Entscheidung im Einklang mit den individuellen Bedürfnissen und der Lebensweise der Familie getroffen wird.

Einige Eltern finden, dass das Teilen des Bettes für alle Beteiligten am besten funktioniert, während andere sich für getrennte Schlafgelegenheiten entscheiden. Auch hier gibt es sanfte Wege, so dass das Kind sich dennoch sicher und geborgen fühlen kann.

Letztendlich geht es darum, die Bedürfnisse und Wünsche der Familie zu berücksichtigen - mit besonderer Aufmerksamkeit auf die Sicherheit und das Wohlbefinden des Kindes. Es gibt kein universelles *Richtig* oder *Falsch* in dieser Frage.

Jede Familie ist einzigartig und die Entscheidung sollte im Einklang mit den eigenen Werten und Überzeugungen getroffen werden, um eine liebevolle und unterstützende Umgebung für das Kind zu schaffen.

Wir wünschen allen Kindern und Eltern erholsame Nächte mit wundervollen Träumen.

Nathalie Ries & Jana Rosenkranz

Dir gefällt das Buch?

Hinterlasse gerne eine Bewertung auf Amazon:

www.amazon.de/ryp

Falls du Fragen oder Anregungen hast,
melde dich hier:

autorinjanarosenkranz@gmail.com

Impressum

Jana Rosenkranz Am Anschlag 28 58553 Halver

Korrektorat: Sabine Bora
ISBN: 9798865423768

Printed in Poland
by Amazon Fulfillment
Poland Sp. z o.o., Wrocław

28722280R00074